BEI GRIN MACHT SICH IHR WISSEN BEZAHLT

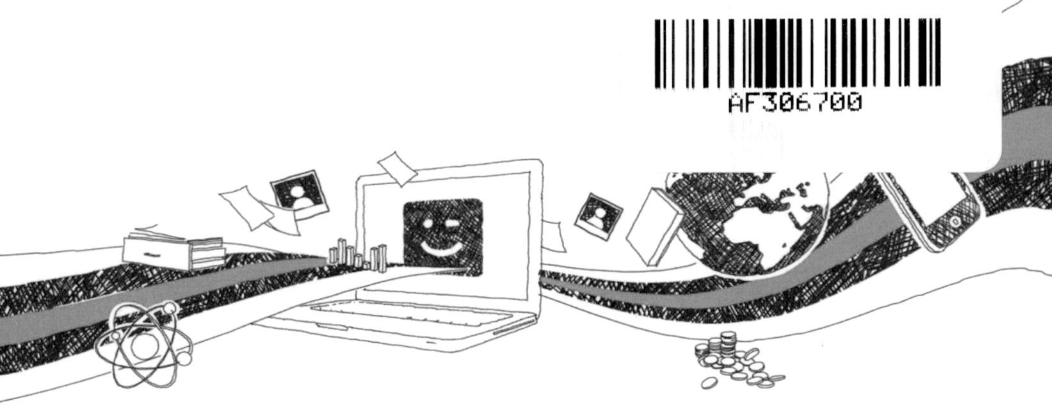

- Wir veröffentlichen Ihre Hausarbeit, Bachelor- und Masterarbeit

- Ihr eigenes eBook und Buch - weltweit in allen wichtigen Shops

- Verdienen Sie an jedem Verkauf

Jetzt bei www.GRIN.com hochladen und kostenlos publizieren

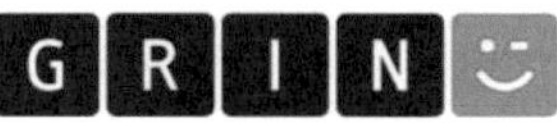

Hülya Karadag

Unterrichtsentwurf zum Thema Ernährung "Sag mir, was du isst und ich sage dir, woran du glaubst!"

Bibliografische Information der Deutschen Nationalbibliothek:

Die Deutsche Bibliothek verzeichnet diese Publikation in der Deutschen National-
bibliografie; detaillierte bibliografische Daten sind im Internet über http://dnb.d-
nb.de/ abrufbar.

Impressum:

Copyright © 2014 GRIN Verlag GmbH
Druck und Bindung: Books on Demand GmbH, Norderstedt Germany
ISBN: 978-3-656-92026-7

Dieses Buch bei GRIN:

http://www.grin.com/de/e-book/294408/unterrichtsentwurf-zum-thema-ernaehrung-
sag-mir-was-du-isst-und-ich-sage

Universität Paderborn

Fakultät für Naturwissenschaften

Institut für Ernährung, Konsum und Gesundheit

Seminar: Planung und Analyse von haushaltsbezogenem Unterricht

Wintersemester 2013/2014

Unterrichtsentwurf zum Thema:

„Sag mir, was du isst und ich sage dir, woran du glaubst!"

Vorgelegt von: Hülya Karadag

Inhalt

1 Einbettung der Sequenz in die Planungseinheit

Die vorliegende Unterrichtsstunde ist in die Planungseinheit „Welche Faktoren beein-
flussen unseren Fleischkonsum? "einzubetten.

Stunde/Datum	Thema
1 Std.	Ich esse TIERISCH (un)gerne… Vorlieben, Abneigungen und Präferenzen
2 Std.	Gehört Fleisch zu unseren täglichen Familienmahlzeiten? Wann, Wo, Warum, Wie, Mit wem essen wir Fleisch?
3. Std.	**„Sag mir, was du isst und ich sage dir, woran du glaubst!"** Bedeutung und Auswirkungen von Tabus am Beispiel des Schweinefleischtabus im Islam
4 Std.	Klößchen aus Hackfleisch: „Frikadelle" und „Köfte". Worin liegt der Unterschied? Kultur und Technik der Nahrungszubereitung
5 Std.	Essen unterwegs : Mc Donald´s Exkursion mit Beobachtungsschwerpunkten zu Speisenpräsentation und Tischkultur
6 Std.	„Billig - Fleisch?!" - Kein Platz für Tiere, kein Raum für Menschlichkeit. Artegerechte (Massen) - Tierhaltung

2 Lerngruppe

Laut des Kernlehrplans für Nordrhein-Westfalen setzen sich die Schüler und Schülerinnen (SuS) der siebten Jahrgangsstufe der Gesamtschulen im Fach Hauswirtschaft mit Ernährung und Esskultur unter dem inhaltlichen Schwerpunkt der Einflussfaktoren auf das Ernährungsverhalten (vgl. KLP, 2011) auseinander. Die Gesamtschule kennzeichnet sich durch die kulturelle Vielfalt, weshalb dies in der Unterrichtsstunde besonders berücksichtigt wird.

Mit den Sozialformen wie Einzelarbeit und Kleingruppenarbeit sowie mit der Unterrichtsmethode Rollenspiel sind die SuS vertraut. In der Phase des Austausches innerhalb der Kleingruppe und auch bei der Vorbereitung des Rollenspiels ist als Rahmenbedingung darauf zu achten, die Tische so zusammenzustellen, dass die SuS, die in einer Gruppe zusammenarbeiten, sich ansehen können und dass sie sich so verständigen können, dass die anderen Gruppen dadurch nicht gestört werden. Darum sollte genügend Abstand zwischen den einzelnen Gruppentischen bleiben. Bei der Bildung von Kleingruppen wird von eins bis drei abgezählt, um SuS zusammenzubringen, die sonst nie zusammenarbeiten.

3 Sachanalyse

Der Mensch, der sich - neben dem Schwein - omnivor ernährt, also alles-fressend ist (vgl. Barlösius, 2011, S. 105), unterscheidet sich von anderen biologischen Spezies durch die Nahrungsmittelauswahl, die ihm bereitgestellt wird (vgl. Methfessel, 2005, S. 7). Im Gegensatz zu den Karnivoren (fleischfressende Tiere) und Herbiovren (pflanzenfressende Tiere) (vgl. Salim, 2010, S. 8) sind die Menschen „ nicht instinktgeleitet" (Methfessel, 2005, S. 7). Ihr Essverhalten ist durch unterschiedliche Einflussfaktoren determiniert, wie z. B. Kultur, Erziehung, Familie oder Etikettierung von Produkten (vgl. Kreißl und Widhalm, 2010, S. 3)

Jean- Pierre Poulain stellt Kategorien für die Auswahl an Lebensmitteln nach essbar und nicht essbar vor. Demnach ist der Verzehr giftiger und verdorbener Pflanzen und Tiere nicht essbar und Nahrungsmittel, welche essbar sind, werden jedoch kulturell tabuisiert. Letzteres sind Bestimmungen, um eine Gruppenzugehörigkeit zu bewirken und damit eine Abgrenzung gegenüber anderen Kulturen zu bewirken (vgl. Barlösius, 2011, S. 94).

Barlösius (vgl. 2011, S. 100 ff.) liefert vier Erklärungen für Nahrungstabus am Beispiel des Schweinefleischtabus. Die rationalistische Theorie erklärt, dass ökonomische Gründe eine Begrenzung der Nahrungsvielfalt bewirken. Eine Antwort auf die Frage, warum es im Judentum verboten ist, Schweinefleisch zu essen, wird damit erklärt, dass das Schwein im Vergleich zu Rindern, Schafen und Ziegen zwar Fleisch liefert, aber „keine Milch, kein Leder, keine Wolle, und es kann nicht einmal als Zugtier eingesetzt werden" (Barlösius, 2011, S. 101), weshalb die Züchtung von Schweinen keinen ökonomischen Vorteil hat.

Nach der funktionalistischen Erklärung wird Schweinefleisch historisch betrachtet verboten, weil die jüdische Gesellschaft gegenüber anderen Gesellschaften eine Abgrenzung fördert, um eine „kollektive Identität" (Barlösius, 2011, S. 102) zu bilden und aufrechtzuerhalten. Demgegenüber besagt die strukturalistische Erklärung, dass die Tiere in gut oder schlecht klassifiziert werden, um somit eine soziale Ordnung der Gesellschaft widerspiegeln zu können (vgl. Barlösius, 2011, S. 102 f.). Daher zählen nur die paarzehigen und wiederkäuenden Tiere, die auf dem Land leben, als reine Tiere, die verzehrt werden können. Da aber das Schwein kein Wiederkäuer ist, obwohl es zu der Kategorie der paarzehigen Landtiere zählt, gilt es als unrein und damit als nicht essbar (vgl. Barlösius, 2011, S. 104).

Nach der kommunikationstheoretischen Erklärung werden Tiere in essbar und nicht essbar klassifiziert, um eine „moralische Ordnung" (Barlösius, 2011, S. 104) der Gesellschaft zu konstruieren. Das Schwein als Nahrung wird tabuiert, weil es nicht nur Pflanzen frisst, sondern auch Tiere, weshalb es indirekt am Töten von Tieren beteiligt ist. Dadurch bestimmt die Gesellschaft nun nur pflanzenfressende Tiere zu essen (vgl. Barlösius, 2011, S. 105).

Das Nahrungstabu ist ein rigides, religiös begründetes Verbot, das die Person stark verinnerlicht, um sich einerseits an Traditionen und Werten zu orientieren, andererseits eine gesellschaftliche Ordnung zu garantieren (vgl. Pahl und Setzwein, 1999, S. 92 ff.). Nach aktuellen Angaben des Bundesamts für Verfassungsschutz leben über vier Millionen Muslime in Deutschland (vgl. BAMF, 2014). Auch in einem nicht muslimischen Land halten sich die Muslime bei der Auswahl an Lebensmitteln an ihre religiösen Speisegesetze. Deshalb wählen die Muslime ihre Lebensmittel nach Kategorien wie halal und haram aus. Der Begriff halal stammt aus dem Arabischen und bezeichnet Lebensmittel, die den islamischen Vorschriften entsprechen und damit zum Verzehr erlaubt sind, wohingegen haram als verboten bezeichnet wird und daher nicht essbar ist (vgl. Bednarszky und Schlich, 2004, S. 182). Das Schwein als Lebensmittel sowie seine Bestandteile, wie etwa auch in Gelatine enthalten, gehört zu den vier Speiseverboten des Islams (vgl. Bednarszky und Schlich, 2004, S. 183).

4 Didaktische Analyse

Die Unterrichtsstunde „ Sag mir, was du isst und ich sage dir, woran du glaubst!" orientiert sich am biographischen Lernen mit interkultureller Bildung. Die Zunahme an SuS mit Migrationshintergrund in deutschen Klassen löst das Aufeinandertreffen unterschiedlicher kultureller Biographien aus. Bezogen auf die Ernährung ist ihre Lebensmittelauswahl kulturell beziehungsweise religiös bestimmt. Religion bedeutet für diese Schüler und Schülerinnen ein Schutzfaktor in ihrer Lebensgestaltung (vgl. Ringeisen et al., 2008, S. 57). Die Thematisierung Religion im Zusammenhang mit Ernährung fördert das interkulturelle Lernen durch die Auseinandersetzung mit esskulturellen Biographien.

4.1 Didaktische Intention

1. Die SuS reflektieren die Wirkung und Bedeutung der Religion als Einflussfaktor auf das Essverhalten.
2. Die SuS sollen andere bzw. fremde Essverhalten akzeptieren, um eine sozialverträgliche Kultur in der Gemeinschaft beziehungsweise Gesellschaft zu fördern.

4.2 Sinn- und Sachzusammenhang und exemplarische Bedeutung

Die Unterrichtsstunde „ Sag mir, was du isst und ich sage dir, woran du glaubst!" ist im Kernlehrplan für die Gesamtschule, in Nordrhein-Westfalen im Fach Hauswirtschaft, im Bereich des Inhaltsfeldes der Ernährung und Esskultur , unter dem inhaltlichen Schwerpunkt über Einflussfaktoren auf das Essverhalten zuzuordnen (vgl. Qualitäts- und Unterstützungsagentur- Landesinstitut für Schule, 2014, o. S.). Der Inhalt der Stunde findet seine Legitimierung ebenfalls in dem Fachkonzept REVIS im Bildungsziel 1: „ Die Schüler und Schülerinnen sind bereit und in der Lage, sich mit den Einflussfaktoren, Begrenzungen und Gestaltungsalternativen der individuellen Essweise auseinanderzusetzen" (Heseker et. al., 2005, S. 27). Dazu gehört, dass sie: „soziokulturelle und historische Einflussfaktoren, ihre Wirkungen und Bedeutungen für das Essverhalten kennen, identifizieren und verstehen können" (ebd.).

Nach dem Kernlehrplan sollen in der Unterrichtsstunde folgende Kompetenzen entwickelt werden: Die SuS…

- „analysieren in einfacher Form Funktionen, Rollen und Handlungsmöglichkeiten ausgewählter Personen und Gruppen" (Sachkompetenz).
- „analysieren […] Fallbeispiele auch außerhalb des unmittelbaren eignen Erfahrungsbereichs" (Methodenkompetenz).
- „beurteilen in Ansätzen auch […] Situationen oder Ereignisse aus verschiedenen Perspektiven " (Urteils-und Entscheidungsperspektiven).
- „beurteilen im Kontext eines Falles oder Beispiels mit Entscheidungscharakter Möglichkeiten, Grenzen und Folgen darauf bezogenen Handeln" (Urteils- und Entscheidungskompetenz).
- „nehmen andere Positionen ein und vertreten diese probeweise (Perspektivenwechsel)" (Handlungskompetenz) (Qualitäts- und Unterstützungsagentur - Landesinstitut für Schule, 2014, o. S.).

Die Entwicklung der aufgeführten Kompetenzen soll dazu beitragen, dass einerseits die SuS zu „kritischer Selbstreflexion" (Adorno, 1970) befähigt werden sollen, andererseits zur Selbstbestimmung, die zugleich als ein Prozess des lebenslangen Lernens gilt (vgl. Theunissen, 2010, S. 184). Mit dem Thema Esstabu am Beispiel des Schweinefleischtabus im Islam, lassen sich besonders gut die Auswirkungen von Tabus auf Gesellschaft beziehungsweise auf Kultur erfassen. Das exemplarische Lernen anhand eines Fallbeispiels ermöglicht den SuS die Erkenntnis, dass Esstabus einerseits Regeln des Verhaltens bestimmen können, andererseits auch das Verhalten bewerten (vgl. Fuchs - Heinritz, 2007, S. 460). Denn Personen die gegen Esstabus verstoßen, zeigen ein abweichendes Verhalten innerhalb einer Gesellschaft, Gruppe oder Kultur und laufen daher Gefahr stigmatisiert und feindselig ausgegrenzt zu werden. (vgl. Hohmeier, 2010, S. 170).

4.3 Gegenwarts- und Zukunftsbedeutung

Ausgehend von derzeit diskutierten Berichten über die Verbreitung islamistisch - extremistischer Verhalten unter den Kindern und Jugendlichen an den deutschen Schulen, erhält die Auseinandersetzung über die Bedeutung und Wirkung der Religion als Einflussfaktor auf das Essverhalten eine aktuelle wichtige Bedeutung im Leben der SuS (vgl. Heindl, 1999,S. 177). Für die SuS trägt die Religion „als Ressource der Lebensführung zur Gesundheit " (Laux, 2008, S. 7) bei, aber auch ihren Einfluss auf die „Identitätsbildung" und „Gruppenidentität" (Schweitzer, 2005, S. 297). Zu den Normen zählen die Esstabus, die die Individuen im Sozialisationsprozess für sich verinnerlichen und demnach ihre Präferenzen bezüglich ihres Essverhaltens bestimmen (vgl. Koch, 2006, S. 6). Da Esstabus sowohl solidarische Gefühle als auch eine Abgrenzung bewirken können, ist die Thematisierung von Tabus und Tabuverstöße ein relevantes Thema, um sich mit den SuS über Gefühle von Schuld, Scham und Angst auseinanderzusetzen (vgl. Barlösius, 1999, S. 94). Zugleich bietet das Unterrichtsthema mit Blick auf die Zukunft Handlungsalternativen im Umgang mit Problemen, wie Stigmatisierung und feindselige Ausgrenzungen zu entwickeln. Wichtig ist es, sie zu Toleranz und Akzeptanz zu befähigen sowie mit Konflikten friedlich und konstruktiv umzugehen als auch die Stärkung des Selbstbewusstseins zu entwickeln.

4.4 Methodische Überlegungen

Der Einstieg in die Unterrichtsstunde ist informierend und motivierend. Informierend ist der Einstieg durch das Aufschreiben des Stundenthemas an die Tafel und die Erklärung der Lehrperson, was gelernt werden soll, damit sich die SuS orientieren können und sich die Bereitschaft zum Lernen entwickelt (vgl. Klein, 2013, S. 15). Die Phasen des Unterrichts sind nach den Phasen des biographieorientierten Lernens in Anlehnung an Scheller konzipiert. In der Phase des Erinnerns gilt als motivierender Impuls, Fragen zu stellen, solche, die Erinnerungen stimulieren, um sie für den Übergang in die Phase der Einzelarbeit zu sensibilisieren. In der Stufe 1 des Aneignens soll in Einzelarbeit die Erinnerung in Form eines Berichts realisiert werden. Eng gefasst ist die Einzelarbeit eine Sozialform des Arbeitens und nicht eine Methode (vgl. Mattes, 2011, S. 44). Durch die Einzelarbeit soll die Selbstständigkeit der SuS gefördert werden (vgl. Meyer, 2011, S.151). Vor der Phase der Kleingruppenarbeit ist die Einzelarbeit geeignet, damit die SuS ihre individuellen Erarbeitungen besser in die Gruppe einbringen können (vgl. Mattes, 2011,S. 45). In der Phase des Aneignens auf der zweiten Stufe sollen nach Scheller die Gemeinsamkeiten und Unterschiede in einer kleineren Gruppe ausgetauscht werden (vgl. Methfessel, 2003, S. 39). Danach bereitet die Kleingruppe in der Phase des Verarbeitens ein Rollenspiel vor. Die spielerische Auseinandersetzung bewirkt „einen Freiraum, um Erfahrungen, Emotionen und Phantasien auszudrücken" (Schön, 2003, S. 23). Der Einsatz des Rollenspiels befähigt die Schüler und Schülerinnen zur sozialen Handlungs- und Kommunikationskompetenz (vgl. Wiechmann, 2011, S. 191). Die soziale Handlungskompetenz offenbart sich „in der Fähigkeit zur Rollendistanz, zur Empathie und zur Ambiguitätstoleranz" (Wiechmann, 2011, S. 191). Rollenspiele ermöglichen „erfahrendes, entdeckendes und erlebnisorientiertes Lernen" (Wiechmann, 2011, S. 192).

5 Stundenziel

5.1 Stundenziel

Die SuS erklären, dass der religiöse Einfluss ihre Lebensmittelauswahl begrenzt, indem sie Lebensmittel nach essbar und nicht essbar auswählen, und leiten am Beispiel des Schweinefleischtabus im Islam ab, dass tabuisierte Lebensmittel kulturell bestimmt sind.

5.2 Teilziele

Die SuS unterscheiden zwischen essbarer und nicht essbarer Nahrungsmitteln, indem sie Nahrungsmitteln nach Lebensmittelkennzeichnung auswählen.

Die SuS drücken ihre Einstellung zum Schweinefleischverzehr aus, indem sie ihr Esserlebnis präsentieren.

Die SuS nehmen Stellung zu Esstabuverletzung, indem sie im Rollenspiel die Bedeutung und Wirkung einer Esstabuverletzung verarbeiten und veröffentlichen.

6 Verlaufsplanung/Strukturskizze

6.1 Verlaufsplanung

Einstieg Lehrperson begrüßt die Klasse. Sie schreibt das Stundenthema an die Tafel. Dann liest sie das Stundenthema laut vor. Sie sagt, dass das Stundenthema viele Fragen offen lässt, mit welchen sie sich in der Unterrichtsstunde auseinandersetzen werden. Es sind folgende Fragen: „Hat mein Glaube einen Einfluss, was ich esse und nicht esse? Ist es einfach sich, an die Speisegesetze der Religion zu halten? Wie ist der Umgang mit Personen, wenn sie sich nicht an Esstabus der Religion halten.

Hinführung Nun zeigt die Lehrperson zwei Hariboverpackungen. Die eine Verpackung ist gekennzeichnet mit der Aufschrift halal und die andere ohne Kennzeichnung. Sie lässt die Hariboverpackungen im Plenum durchgehen mit dem Hinweis, das Merkmal herauszufinden, worin sich diese beiden Verpackungen unterscheiden. Nachdem alle die Verpackungen angeschaut haben, fragt die Lehrperson nach dem Unterschied. Sie fragt genauer nach dem Ursprung und der Bedeutung der Kennzeichnung für halal. Schließlich beendet sie die Phase mit einer Erklärung des Wortes.

Phase des Erinnerns und Aneignens Stufe 1 Zunächst verteilt die Lehrperson weiße DINA4 Blätter. Dann gibt sie Impulse in Form von Fragen, um das Esserlebnis bzw. die Erfahrungen der SuS zu erinnern, die sie dann in der Einzelarbeit verschriftlichen *(Siehe Medien und Material 1 und Anhang 1)*.

Phase des Aneignens Stufe 2 In der Kleingruppe bekommen die SuS den Arbeitsauftrag, sich mündlich über ihre Esserlebnisse auszutauschen. Dabei stellen sie die Hintergründe für Gemeinsamkeiten und Unterschiede heraus im Hinblick darauf, warum sie Haribo mit oder ohne halal Kennzeichnung sowie gar kein Haribo essen.

Sicherung Die Ergebnisse des Austausches werden im Plenum besprochen und an die Tafel geschrieben *(Siehe Anhang 2)*.

Verarbeiten Die Lehrperson kündigt nun an, eine wahrhafte Geschichte aus dem Lebensalltag zu kennen, die sie erzählen möchte. Dann zeigt sie die Aufgabenstellung am OHP. Die SuS bereiten ein Rollenspiel vor, indem sie die Arbeitsschritte der Aufgabenstellung befolgen *(Siehe Medien und Material 3)*.

Veröffentlichung Die einzelnen Gruppen führen das Rollenspiel vor. Damit die Zuschauer nicht passiv bleiben, haben sie die Beobachtungsaufgabe sich auf eine Person während des Spielprozesses zu konzentrieren, in der sie sich wiedererkennen können um für den eigenen Lernprozess für sich zu reflektieren. Am Ende jedes Rollenspiels können die SuS daraufhin das Verhalten der Person beurteilen und mögliche Vorschläge anbieten.

6.2 Strukturskizze

Name: Frau Karadag Lerngruppe: 7	Datum: Zeit:	Fachlehrer/in:	Stundenthema: Sag mir, was du isst und ich sage dir, woran du glaubst !

Stundenziel: Die SuS erklären, dass der religiöse Einfluss ihre Lebensmittelauswahl begrenzt, indem sie Lebensmittel nach essbar und nicht essbar auswählen und leiten am Beispiel des Schweinefleischtabus im Islam ab, dass tabuisierte Lebensmittel kulturell bestimmt sind.

ZEIT	PHASEN	UNTERRICHTSSCHRITTE/ INHALTLICHE SCHWER-PUNKTE	SOZIAL- und INTERAK-TIONSFORMEN und METHODEN	MEDIEN und MA-TERIAL	TEILZIELE/ DIDAKTISCHER KOMMENTAR
Begrüßung					
2 Min.	Informierender Einstieg	Aufschreiben des Stundenthemas und Erklärungen , womit sich das Thema auseinandersetzt	Frontalunterricht, Lehrkraft-vortrag	Tafel	Verstehbar , worum es in der Stunde handelt
5 Min	Hinführung	Die Bedeutung der Bezeichnung Halal	Plenum, Frontalunterricht, Lehrerkraftvortrag	Hariboverpackung mit und ohne halal Kennzeichnung	Motivierend , weil Haribo bekannt und beliebt ist
13 Min	Erinnern, An-eignen Stufe 1	Esserlebnis wird erinnert, um den Hintergrund herauszufinden, von welcher Hariboverpackung sie bevorzugt konsumieren	Frontalunterricht, Lehrervor-trag, Einzelarbeit	Weiße DINA4 Blät-ter	
15	Aneignen Stufe 2	Herausarbeiten von Gemeinsamkei-ten , Unterschiede und Hintergründe für ihr Essverhalten	Kleingruppenarbeiten		Training von Sozialkom-petenzen

10	Sicherung	Gruppenergebnisse werden besprochen und festgehalten	Plenum	Tafel	
15	Verarbeiten	Fallbeispiel über Verstoß gegen Estabu wird im Rollenspiel verarbeitet	Lehrervortrag, Rollenspiel	OHP	Training von Interkulturel-ler Kompetenz, Training der Fähigkeit zum Perspektivenwechsel, Empathie und Ambiguitätstoleranz
20	Veröfflichen	Rollenspiele werden veröffentlicht und reflektiert	Rollenspiel, Lehrervortrag	Tafel	
		Verabschiedung			

7 Literatur

Adorno, Th. W. (1970): Erziehung zur Mündigkeit. Vorträge und Gespräche mit Helmut Becker 1959 – 1969 zitiert nach Roth, H. (1982): Die moralische Handlungsfähigkeit als Ziel der Erziehung. Moralische Mündigkeit zur Selbstbestimmung der Person: Sach-,Sozial- und Selbstkompetenz, in : Benden, M. (Hrsg.): Ziele der Erziehung und Bildung. 2. Aufl., Bad Heilbrunn, S. 109 – 124.

BAMF (2014): Anzahl der Muslime in Deutschland nach Glaubensrichtung. http://de.statista.com/statistik/daten/studie/76744/umfrage/anzahl-der-muslime-in-deutschland-nach-glaubensrichtung/.

Barlösius, E. (2011): Soziologie des Essens. Eine sozial- und kulturwissenschaftliche Einführung in die Ernährungsforschung, 2. Auflage, Weinheim und München.

Bednarszky, H., Schlich, E.(2004): Halal - Haram - Hazard. Anforderungen an Lebensmittel aus muslimischer Sicht, in: Ernährung im Fokus, 4, S. 182 – 185.

Fuchs-Heinritz, W. (2007): Lexikon zur Soziologie, 4. Aufl., Wiesbaden.

Heseker, H., Beer, S., Heindl, I., Methfessel, B., Oepping, A., Schlegel-Matthies, K., Vohmann, C. (2005): Schlussbericht des Modellprojekts „Reform der Ernährungs-und Verbraucherbildung in Schulen" (REVIS), Paderborn. https://dsg.uni-paderborn.de/fileadmin/evb/forschung_und_entwicklung/REVIS/REVIS-Schlussbericht-mit_Anhang.pdf.

Hohmeier, J. (2010): Stigmatisierung/Etikettierung, in: Kaiser, A., Schmetz, D., Wachtel, P., Werner, B. (Hrsg.): Bildung und Erziehung, Stuttgart, S. 169 – 173.

Heindl, I. (1999): Biographische Aspekte des Essens und Trinken, in: Methfessel, B. (Hrsg.): Essen lehren - Essen lernen. Beiträge zur Theorie und Praxis der Ernährungsbildung, Hohengehren, S. 175 – 182.

Klein, K. (2013): Unterrichtsmethoden klipp und klar. Praxishandbuch individuelles, gemeinsames und kooperatives Lernen, Hamburg.

Koch, H.(2006) : Körner, Knollen, Brot und Wein. Die Geschichte unserer Esskulturen,1. Aufl., Köln.

Laux, B. (2008): Zwischen Würde und Preis, in: Kingreen, T., Laux, B. (Hrsg.): Gesundheit und Medizin im interdisziplinären Diskurs, Berlin und Heidelberg, S. 3 – 24.

Mattes, W. (2011): Methoden für den Unterricht. Kompakte Übersichten für Lehrende und Lernende, Paderborn, Braunschweig und Darmstadt.

Methfessel, B. (2003): „Biographie und Lernen" - Allgemeine Überlegungen zu Möglichkeiten und Grenzen in einem lebensweltbezogenen Fach, in: Haushalt und Bildung, 80, 1, S. 32 – 43.

Methfessel, B. (2005): Fachwissenschaftliche Konzeption: Soziokulturelle Grundlagen der Ernährungsbildung. http://www.ernaehrung-und-verbraucherbildung.de/docs/07_2005-Soziokulturelle_Grundlagen.pdf.

Ministerium für Schule und Weiterbildung des Landes Nordrhein - Westfalen (2011): Kernlehrplan und Richtlinien für die Gesamtschule – Sekundarstufe 1 in NRW. Arbeitslehre GS - Hauswirtschaft, Technik und Wirtschaft. http://www.standardsicherung.schulministerium.nrw.de/lehrplaene/upload/klp_SI/GE/Arbeitslehre/GE_KLP_Arbeitslehre_Endfassung.pdf.

Prahl, H., Setzwein , M. (1999): Soziologie der Ernährung, Opladen.

Qualitäts- und Unterstützungsagentur - Landesinstitut für Schule (2014): Kompetenzbereiche, Inhaltserwartungen und Kompetenzerwartungen. http://www.schulentwicklung.nrw.de/lehrplaene/lehrplannavigator-s-i/gesamtschule/arbeitslehre/klp-arbeitslehre/kompetenzen/kompetenzen.html.

Ringeisen, T., Buchwald, P., Schwarzer, C., Olechowski, R., (2008): Interkulturelle Kompetenz in Schule und Weiterbildung, Berlin.

Schön, B. (2003): Biographisch bedeutsames Lernen, in: Haushalt und Bildung, 80,1, S. 13 – 25.

Schweitzer, F. (2005): Religiöse Identitätsbildung, in: Schreiner, P., Sieg, U., Elsenbast, V.(Hrsg.): Handbuch interreligiöses Lernen, Gütersloh, S. 294 – 303.

Theunissen, G. (2010): Selbstbestimmung und Selbstvertretung, in: Kaiser, A., Schmetz, D., Wachtel, P., Werner, B. (Hrsg.): Bildung und Erziehung, Stuttgart, S. 183 – 187.

Wiechmann, J. (2011): Zwölf Unterrichtsmethoden. Vielfalt für die Praxis, 5. Aufl., Weinheim und Basel.

8 Medien und Material

1. Fragen als Impuls zur Erinnerung des Esserlebnisses

Erinnere dich an dein Esserlebnis mit Haribo. Erinnere dich, als du erfahren hast, dass in Haribo Bestandteile vom Schwein in Form von Gelatine enthalten sind. Erinnerst du dich, wie du reagiert hast? Was hast du gedacht, und wie hast du dich gefühlt? Denke nun nach, ob diese Situation bzw. diese deine Vorliebe für Haribo verändert hat?

2. Geschichte und Aufgabenstellung am OHP für die Phase des Verarbeitens

Ali, Hassan und Daniel sind gute Freunde, die in dieselbe Klasse der sieben gehen. Während Hassan seinen Urlaub im Libanon genießt, verbringen Ali und Daniel die Sommerferien in Deutschland. Wie in jedem Sommer findet in Paderborn Libori statt. Da Ali und Daniel viel über Libori gehört haben, fahren sie an einem Tag dort hin. Nach einer langen Fahrt mit dem Zug haben die Jungen Hunger bekommen. Daniel kauft sich vom Stand Bratwurst mit Pommes. Ali zögert nicht lange, um für sich dasselbe zu kaufen. Daniel erlebt heute das erste Mal, dass Ali Bratwurst isst.

Bereite ein Rollenspiel vor und überlege …

1. wie Daniel reagieren könnte. Was könnte er sagen?
2. wie Ali erklären könnte, dass er Bratwurst isst.
3. wie Daniel seinem besten Freund Hassan von Alis Vorliebe für Bratwurst erzählen würde.
4. wie Hassan reagieren könnte.
5. welche Bedeutung könnte Alis Vorliebe für Bratwurst auf die Zukunft ihrer Freundschaft haben.

Anhang

1. Mögliche Schülerlösungen

Variante 1:

Ein ekeliges Gefühl, dass selbst in der Süßigkeit , die ich gerne esse, Bestandteile vom Schwein enthalten sind. Bin ich jetzt verflucht, dass ich Schwein gegessen habe, obwohl ich mich vorher über die Inhaltsstoffe hätte informieren können. Bin ich jetzt ein schlechter Mensch, weil ich mich gegen die Religion etwas Verbotenes gegessen habe. Ich fühle mich schuldig und schlecht, aber andererseits hat es mir doch geschmeckt. Wenn ich jetzt weiterhin davon esse, werde ich nicht mehr als Moslem gesehen, aber andererseits verzichte ich auf etwas, was ich gerne esse. Was ist mir wichtiger: Der Geschmack oder die Erkenntnis, dass ich etwas Verbotenes esse? Ich entscheide mich ab heute nicht mehr Haribo zu essen.

Variante 2:

Haribo esse ich gerne, weil es mir schmeckt und mich glücklich macht. Deshalb esse ich es weiterhin, ob mit oder ohne Schwein.

Variante 3:

Nicht alles, was gut aussieht, ist essbar. Selbst bei Süsswaren muss man vorsichtig sein. Da ich Moslem bin, esse ich nur von der Hariboverpackung, wo auch auf der Verpackung halal steht. So bringt es mir meine Familie bei. In unserer Stadt gibt es einen türkischen Supermarkt, wo es erhältlich ist. Wenn es keine halal Haribo geben würde, dann hätte ich auch darauf verzichtet.

2. Mögliche Schülerlösungen als Tafelbild

„Was ich, warum esse und nicht esse"

Halal Haribo	Kein Halal Haribo	Weder noch
Religion	Geschmack	Kein Wissen über halal Haribo
Familie (Erziehung)	Gleichgültig	Geschmack
	Soziales Umfeld	Gesundheit
	Positives Gefühl	